GRATITUDE IS GOOD FOR YOUR HEALTH

By Mary Cantu

I CLOSE MY EYES

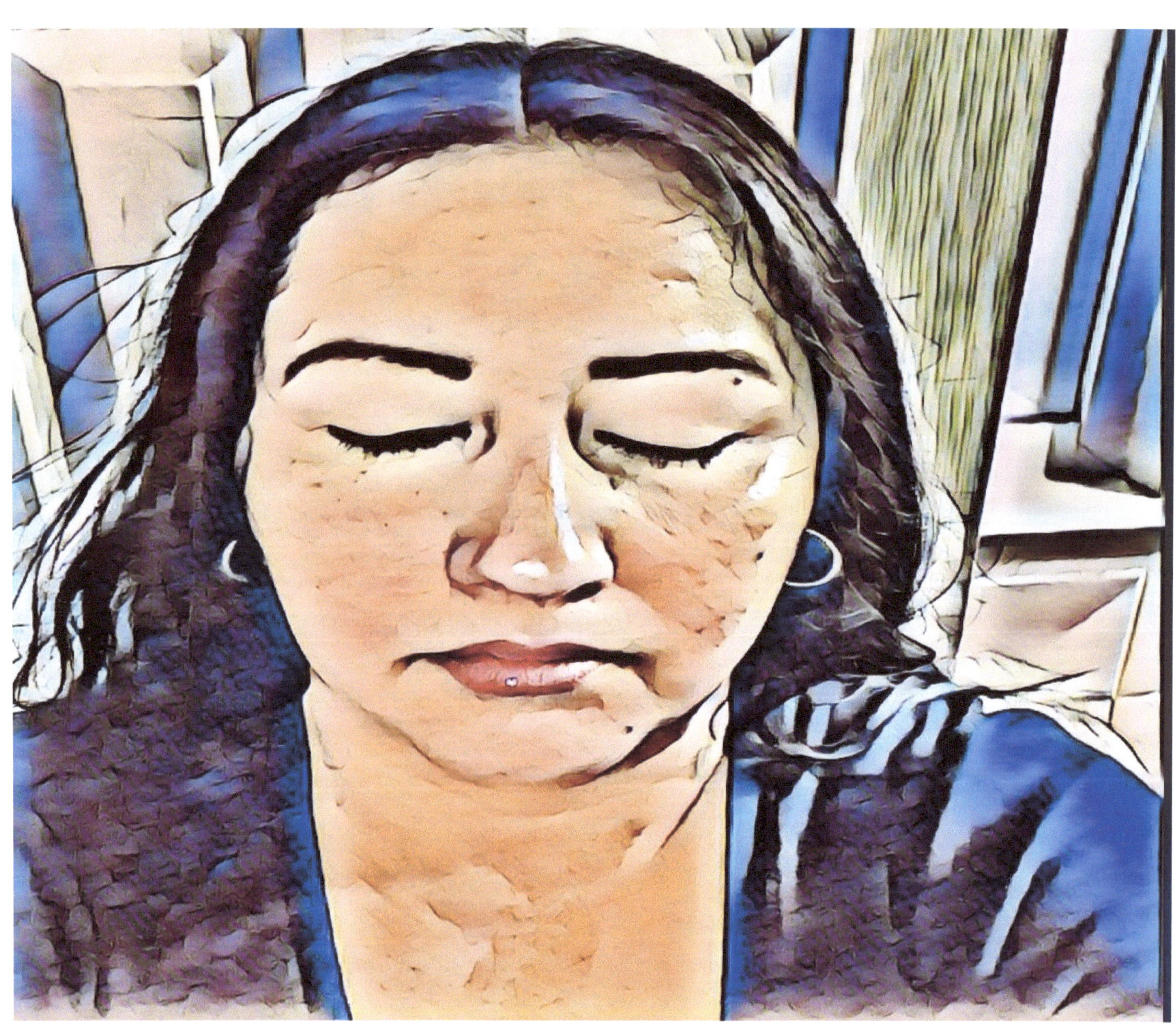

IN SILENCE I SEE THE LIGHT

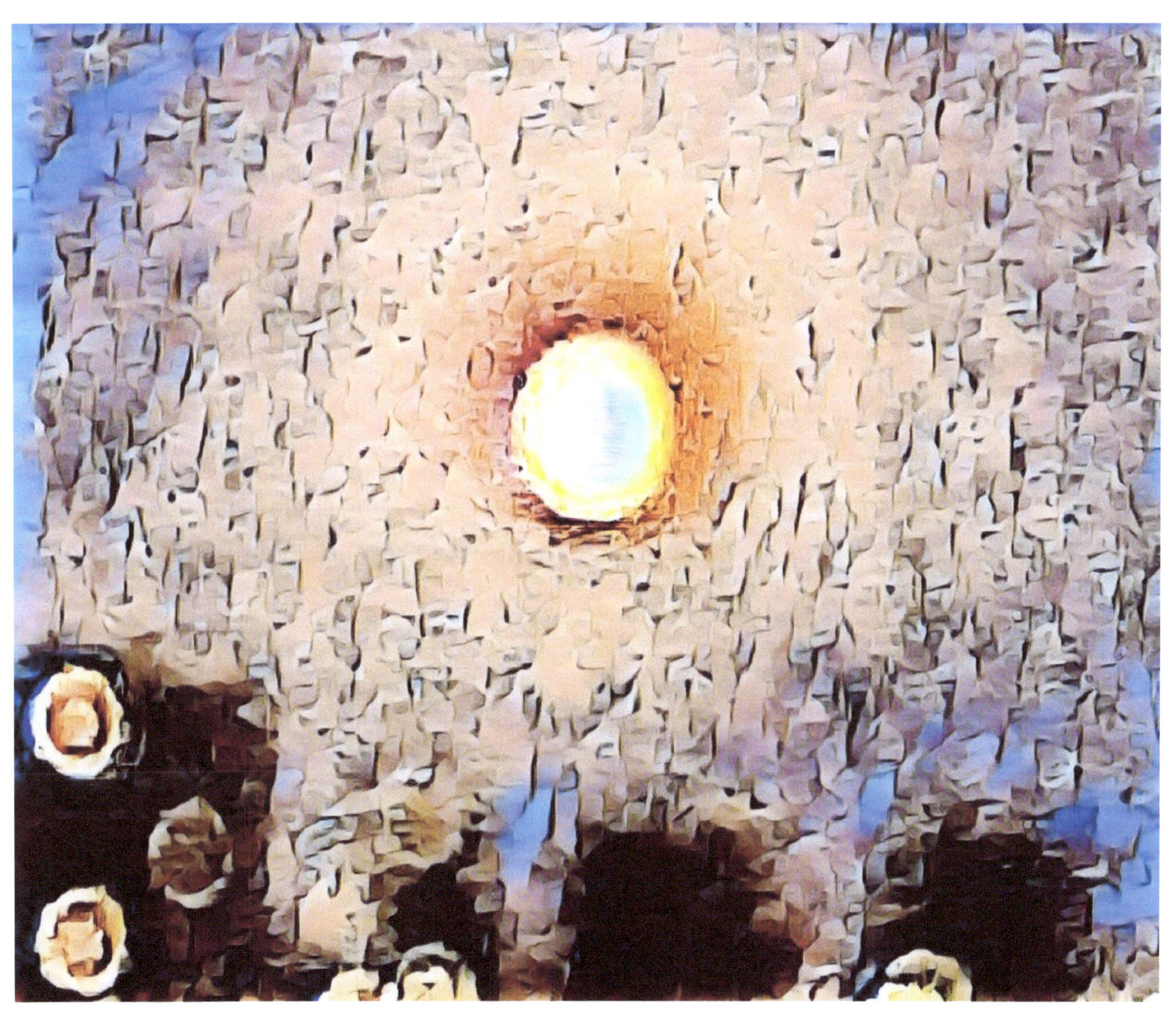

SUDDENLY I FEEL

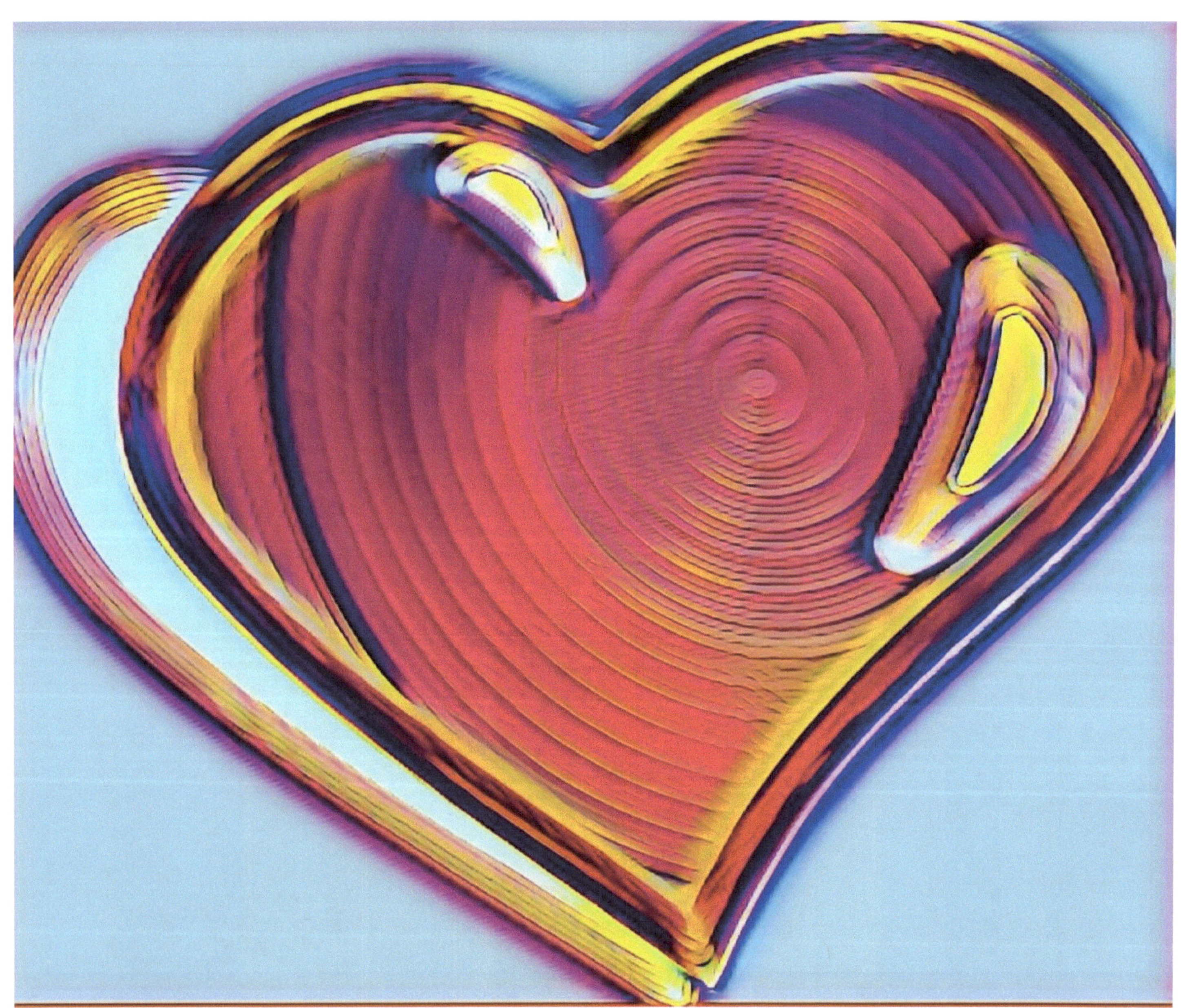

THEN I THINK

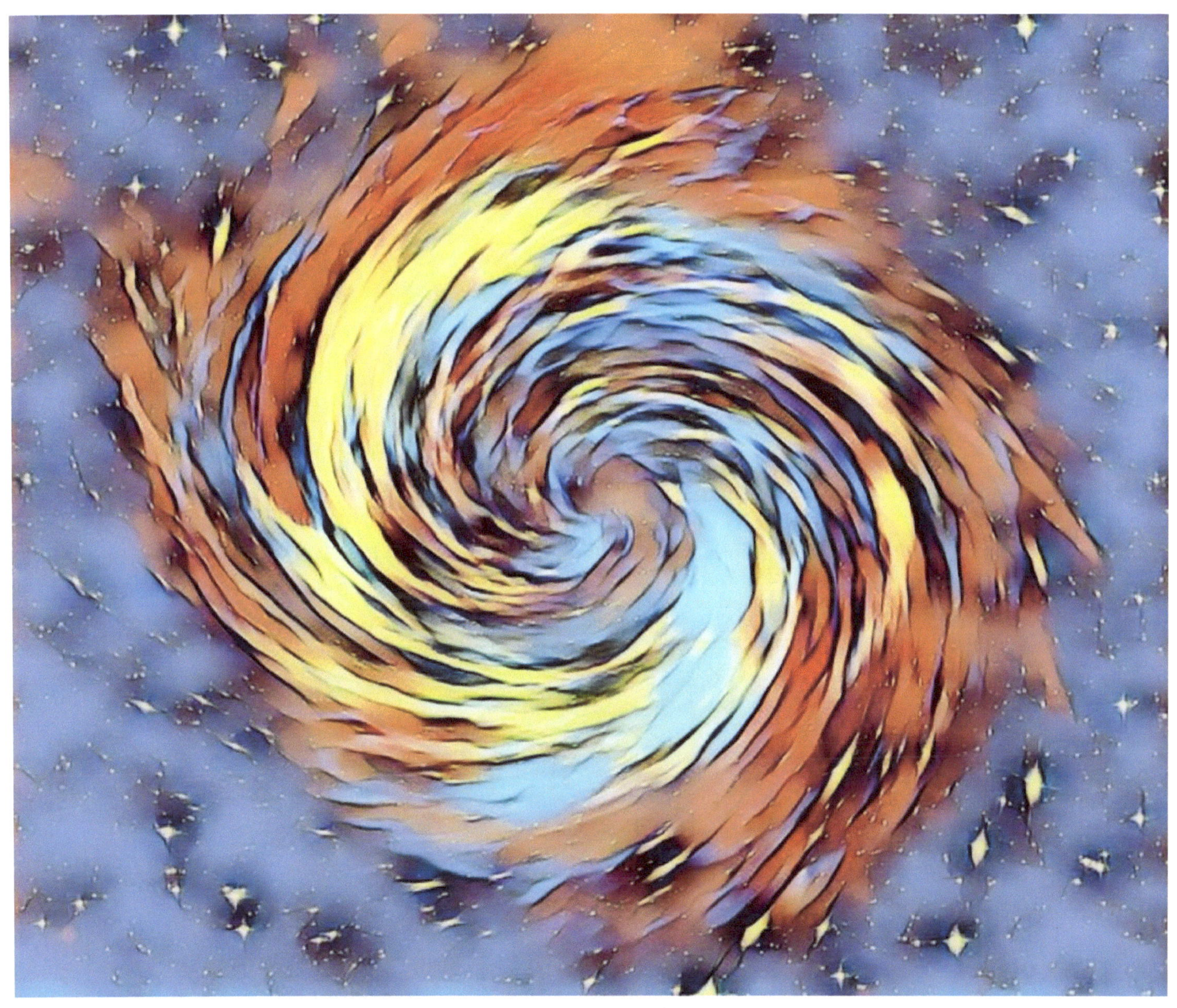

AM I GRATEFUL

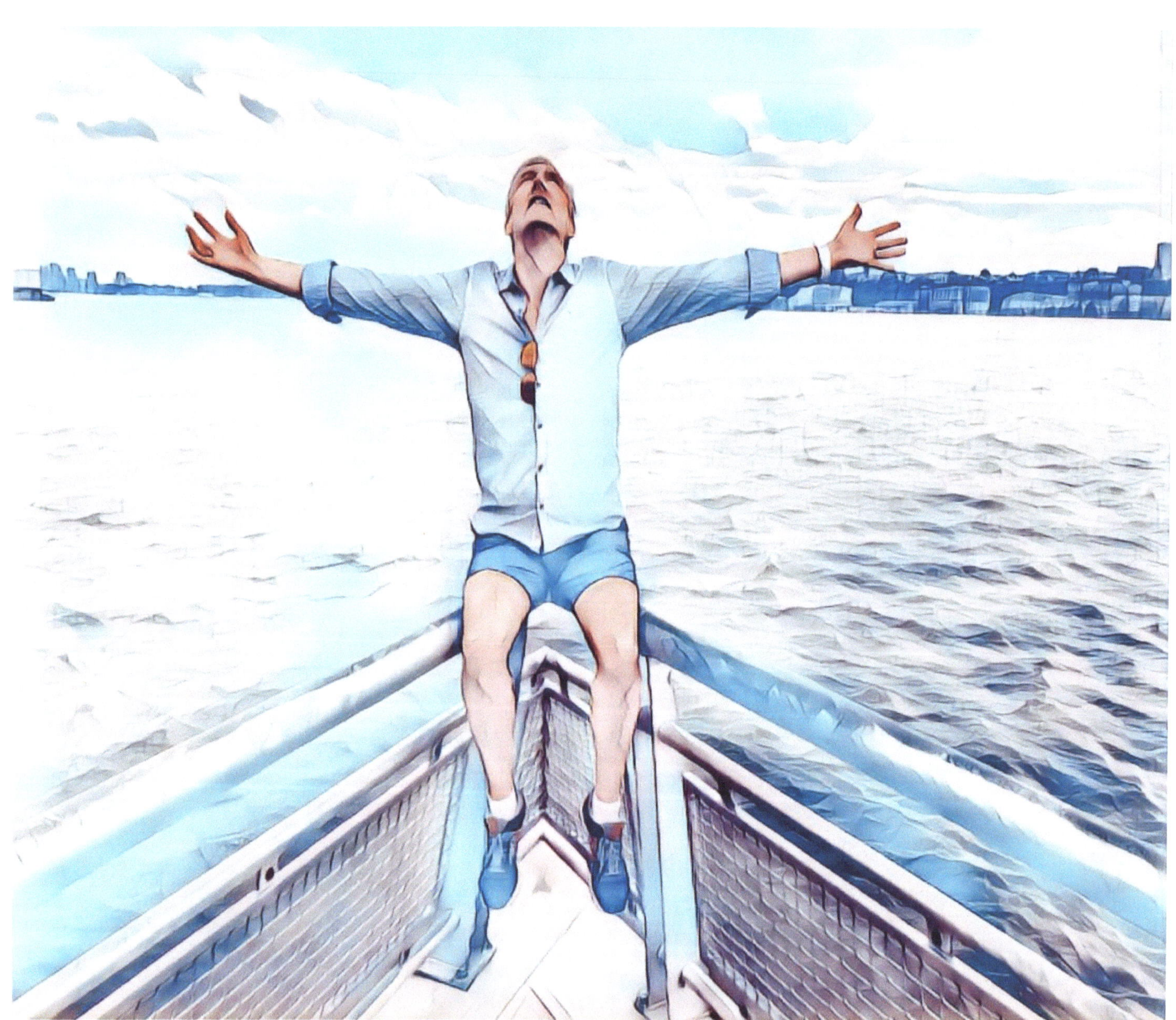

AM I HAPPY

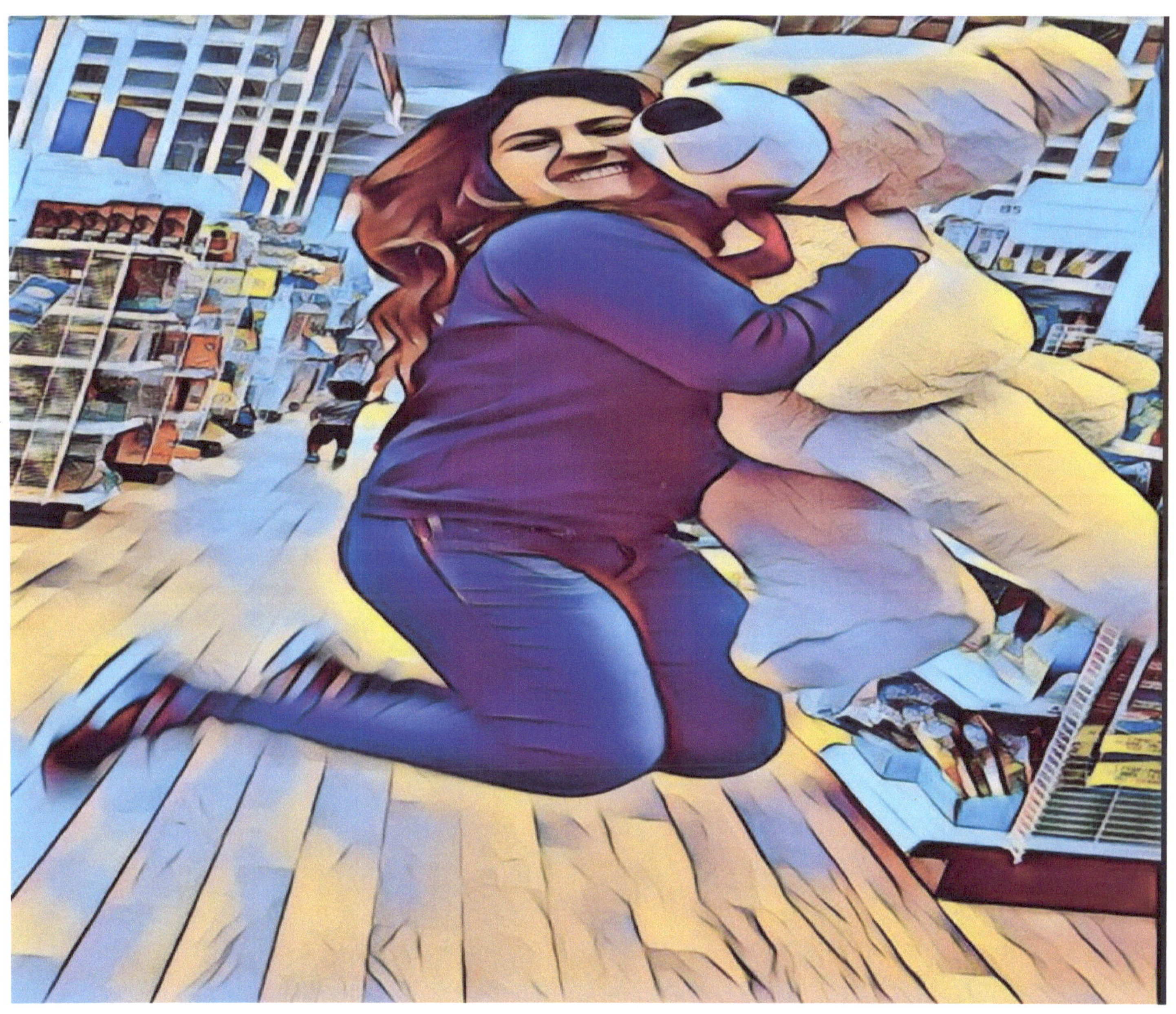

AM I HEALTHY

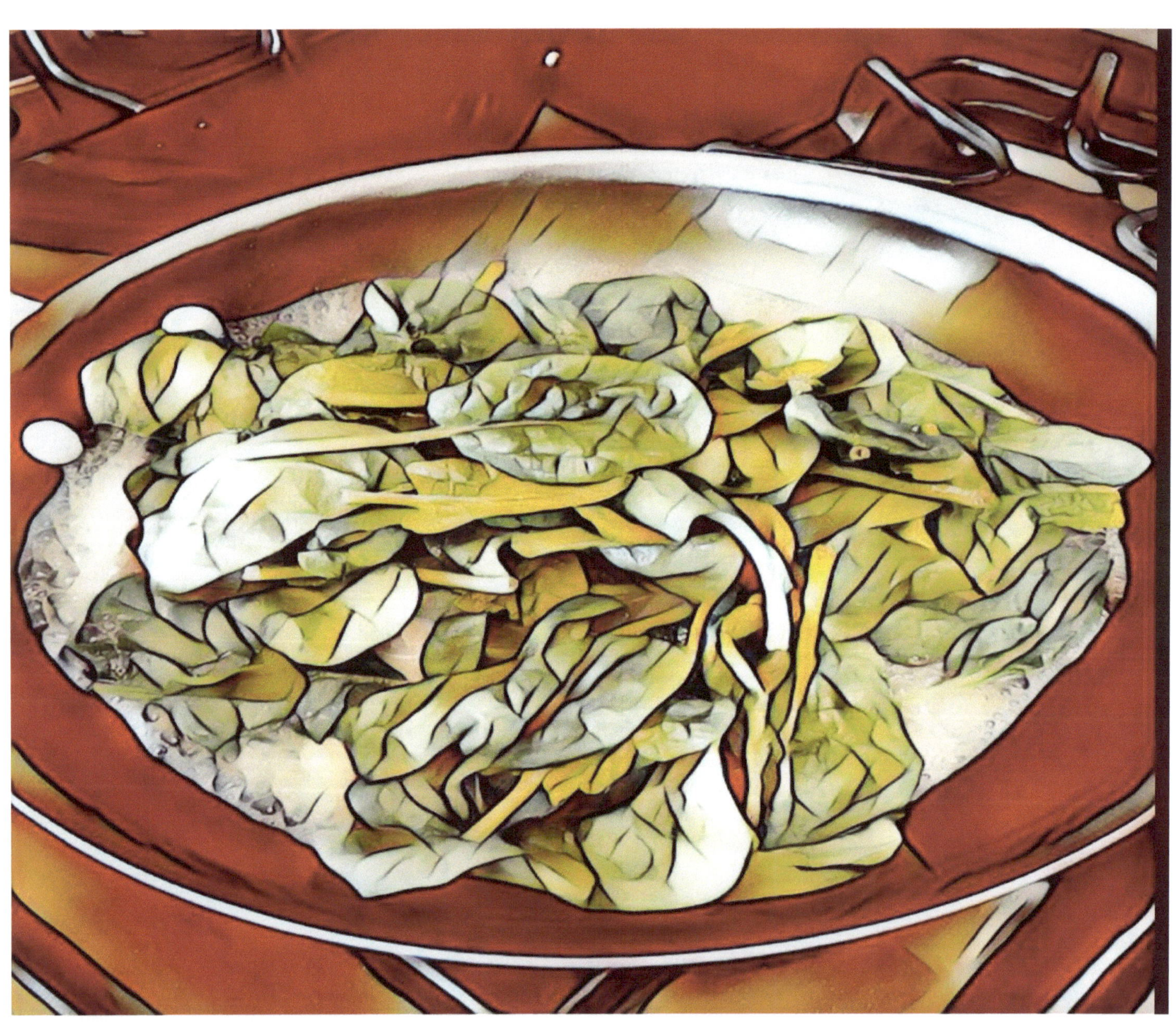

AM I CHANGEABLE

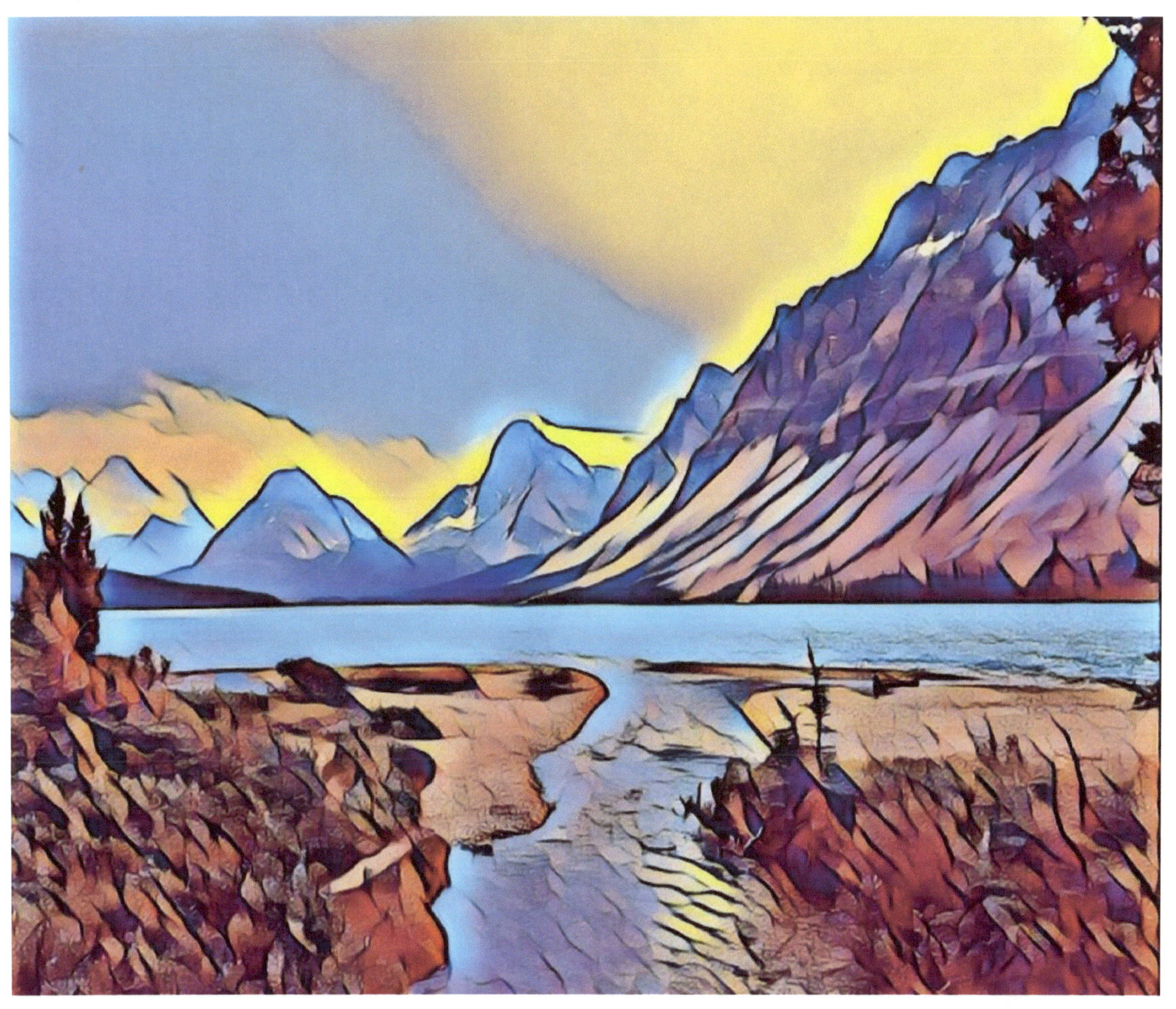

AM I COURAGEOUS

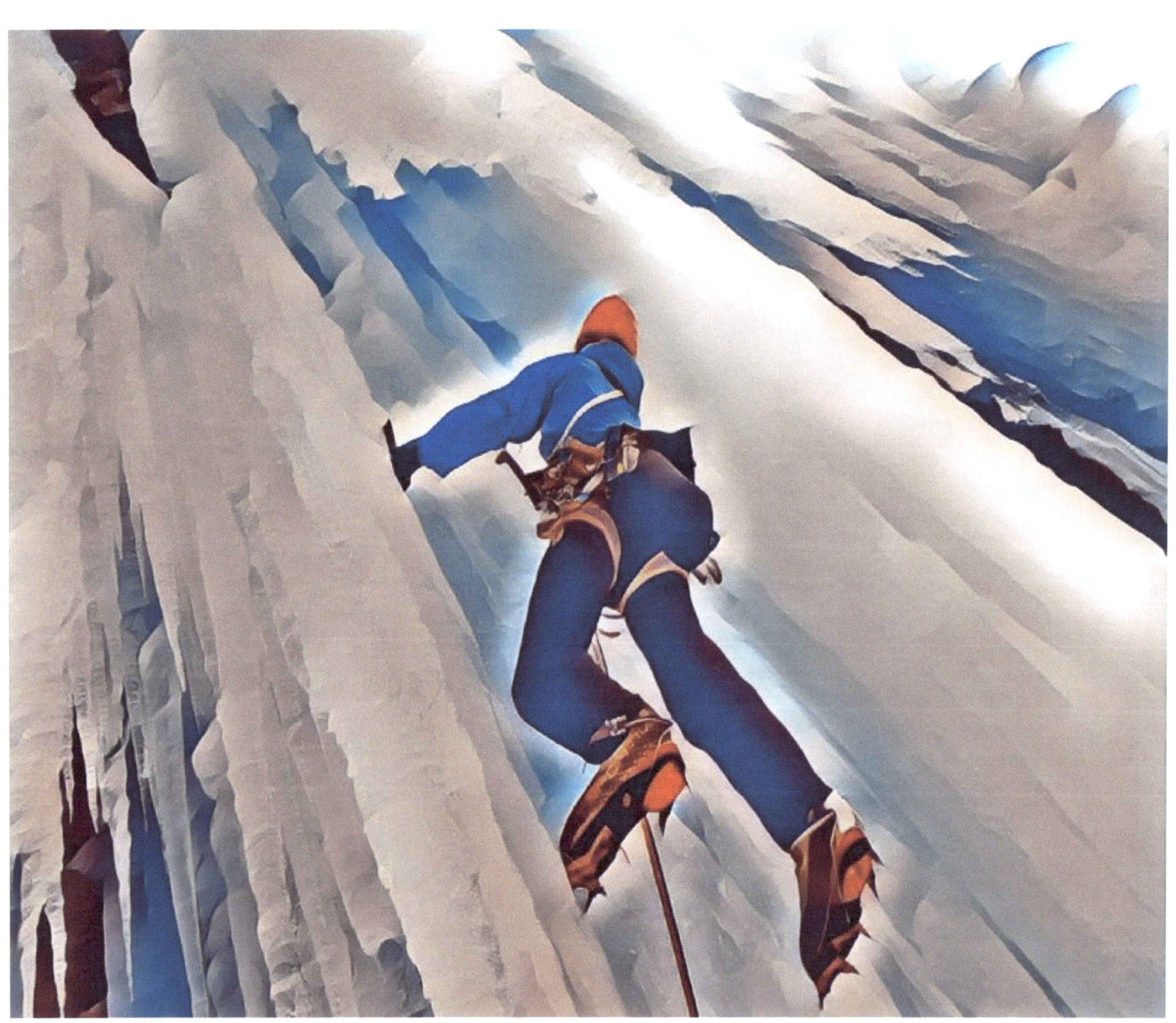

AM I CONFIDENT

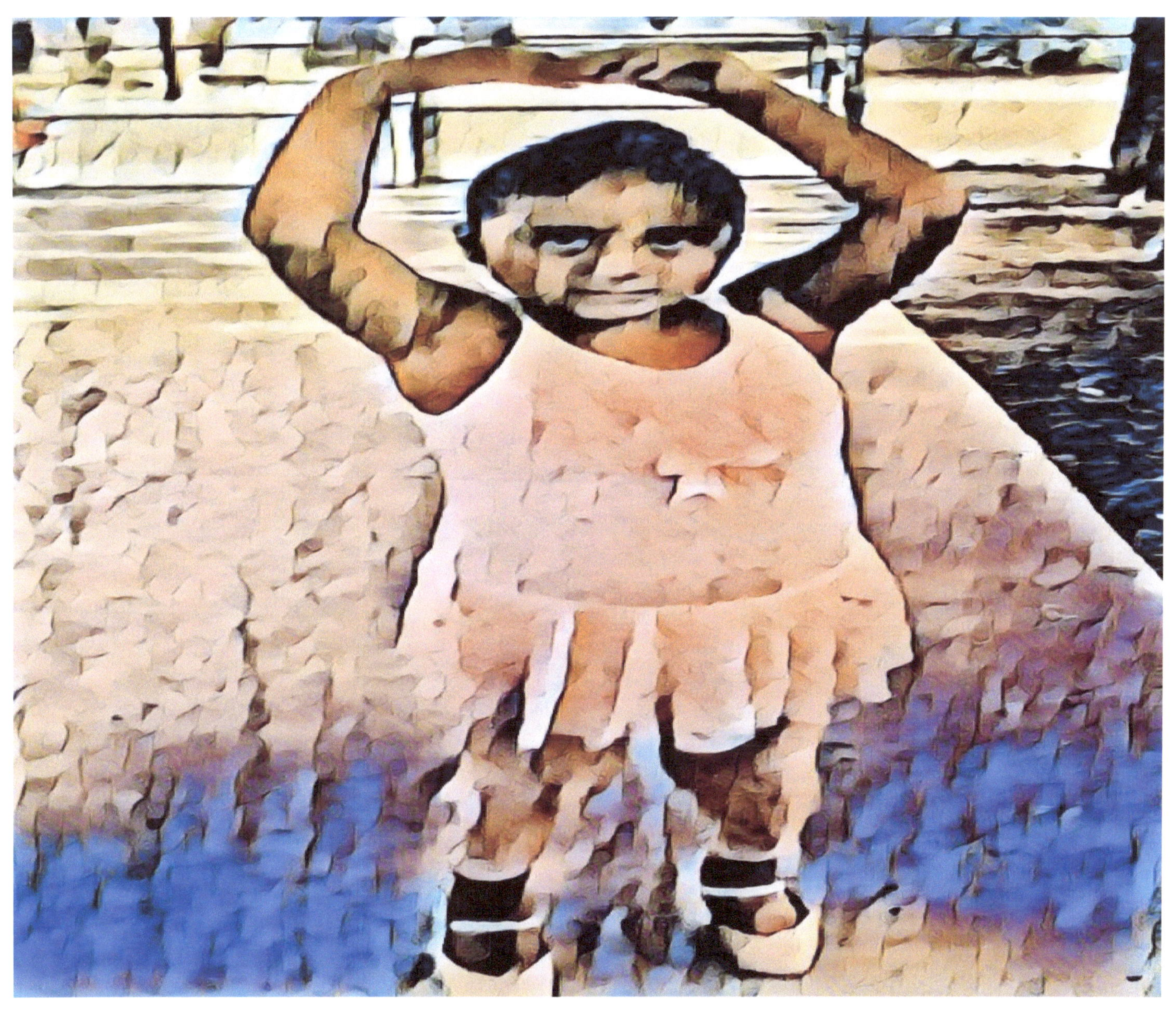

AM I RESPECTED

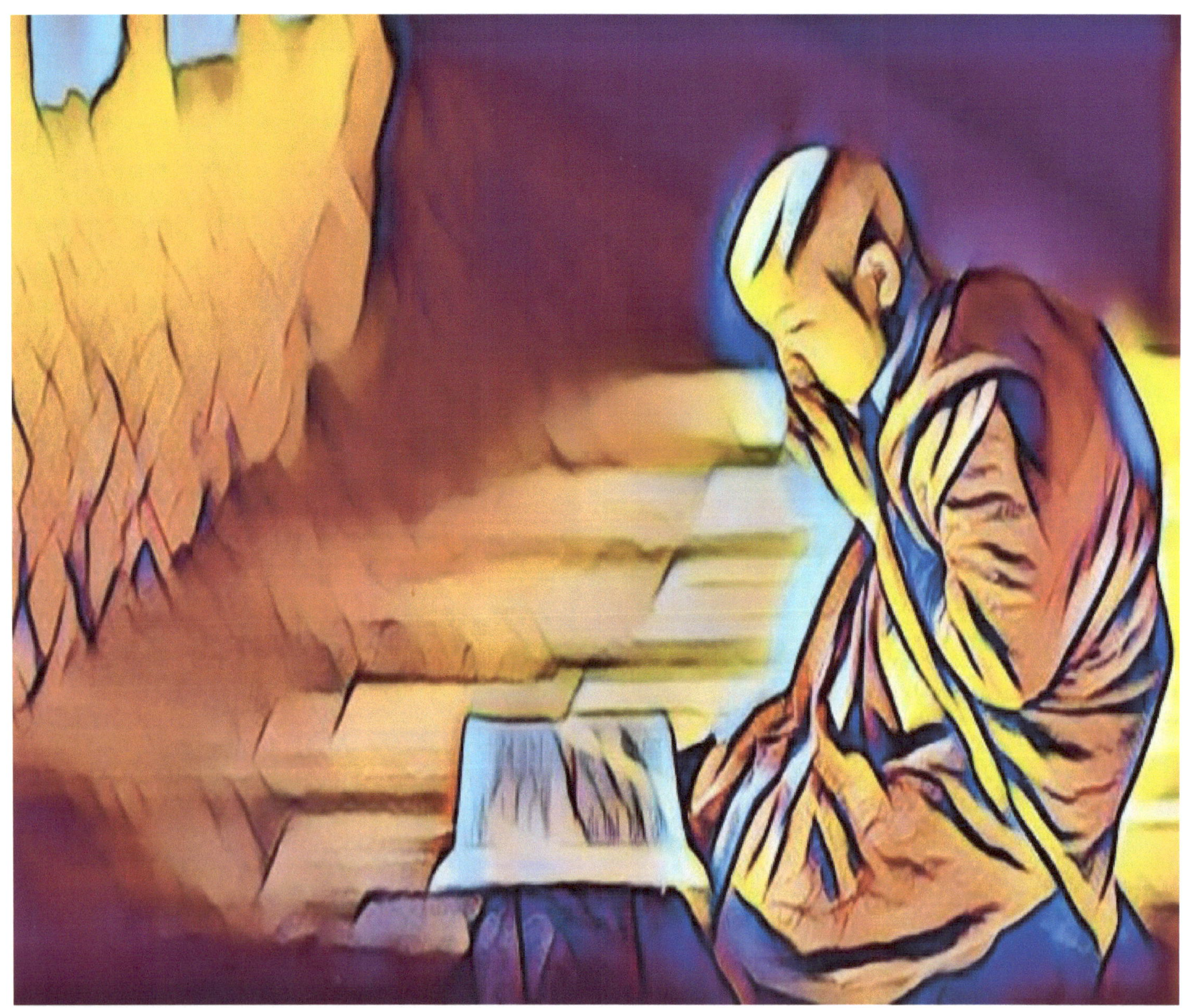

AM I BEAUTIFUL

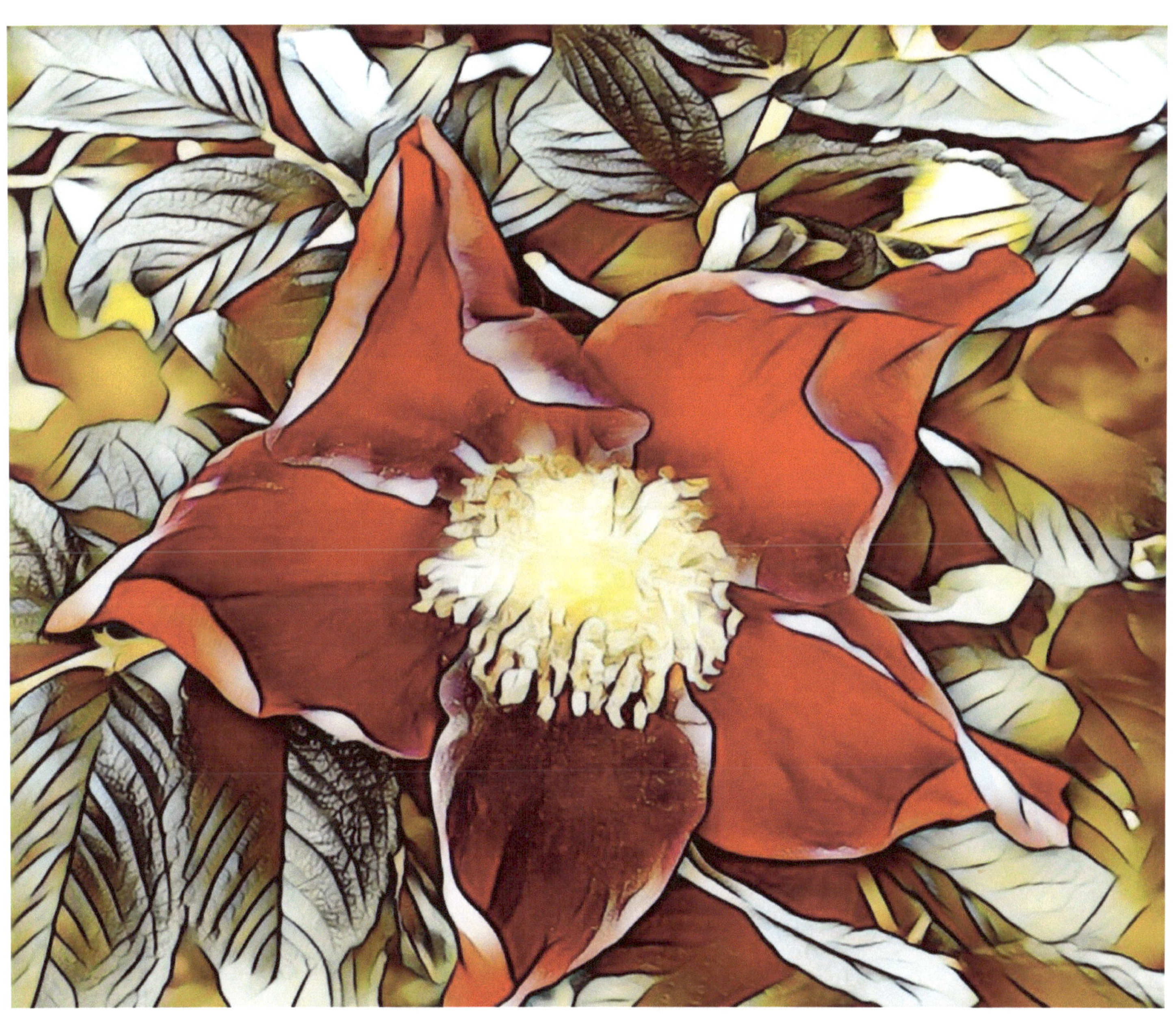

AM I TRUSTING

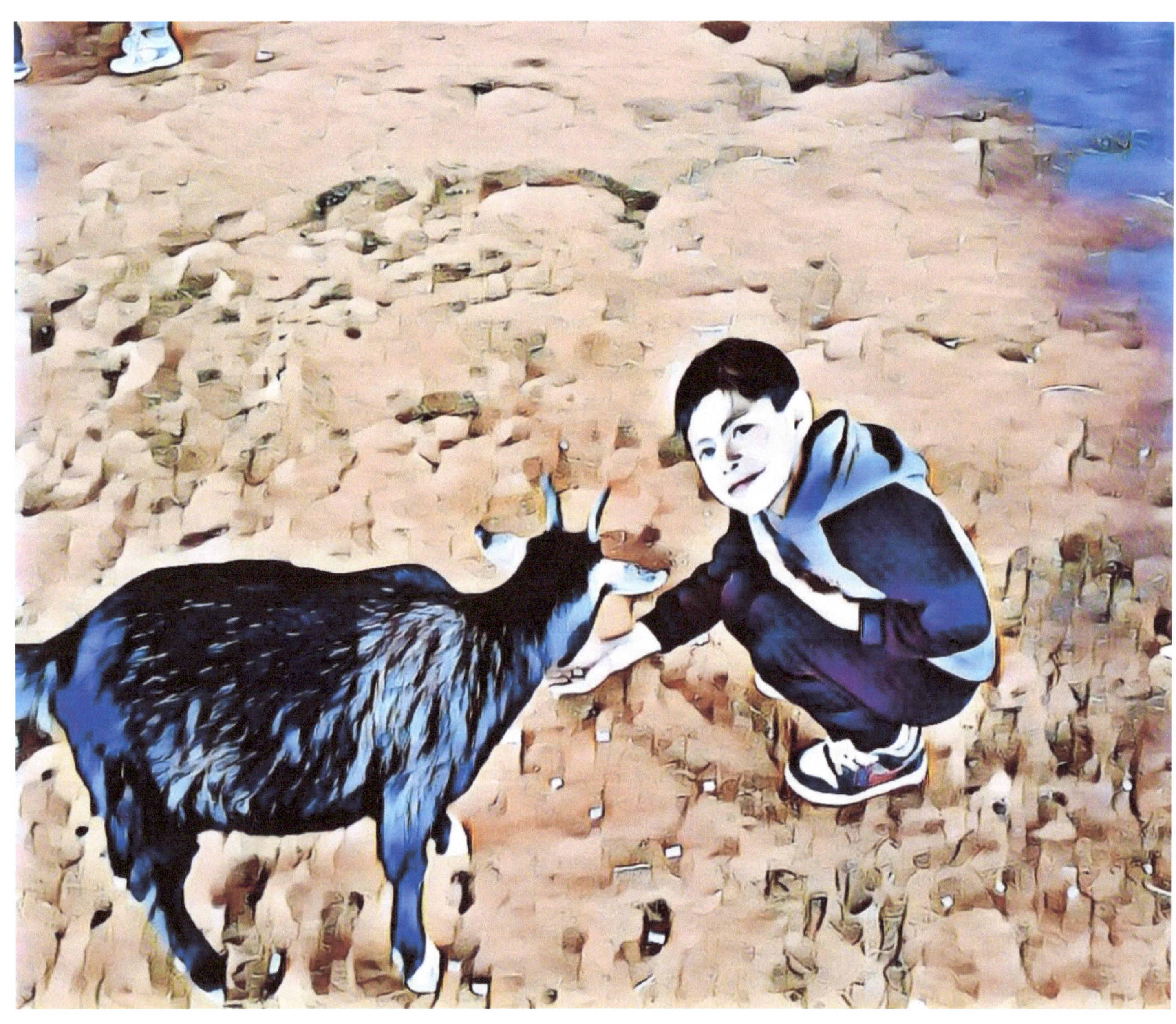

AM I EXPRESSIVE

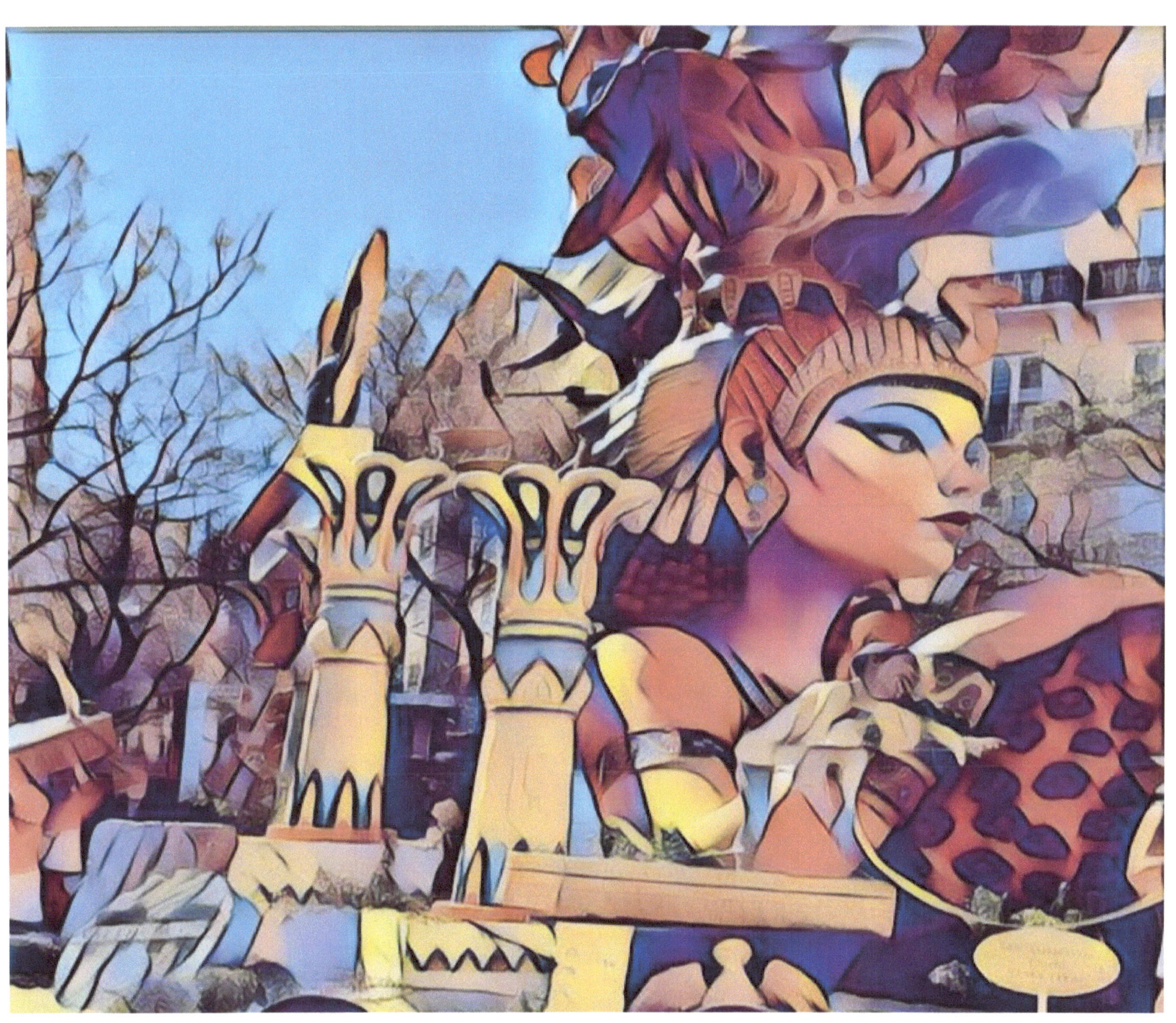

AM I RELAXED

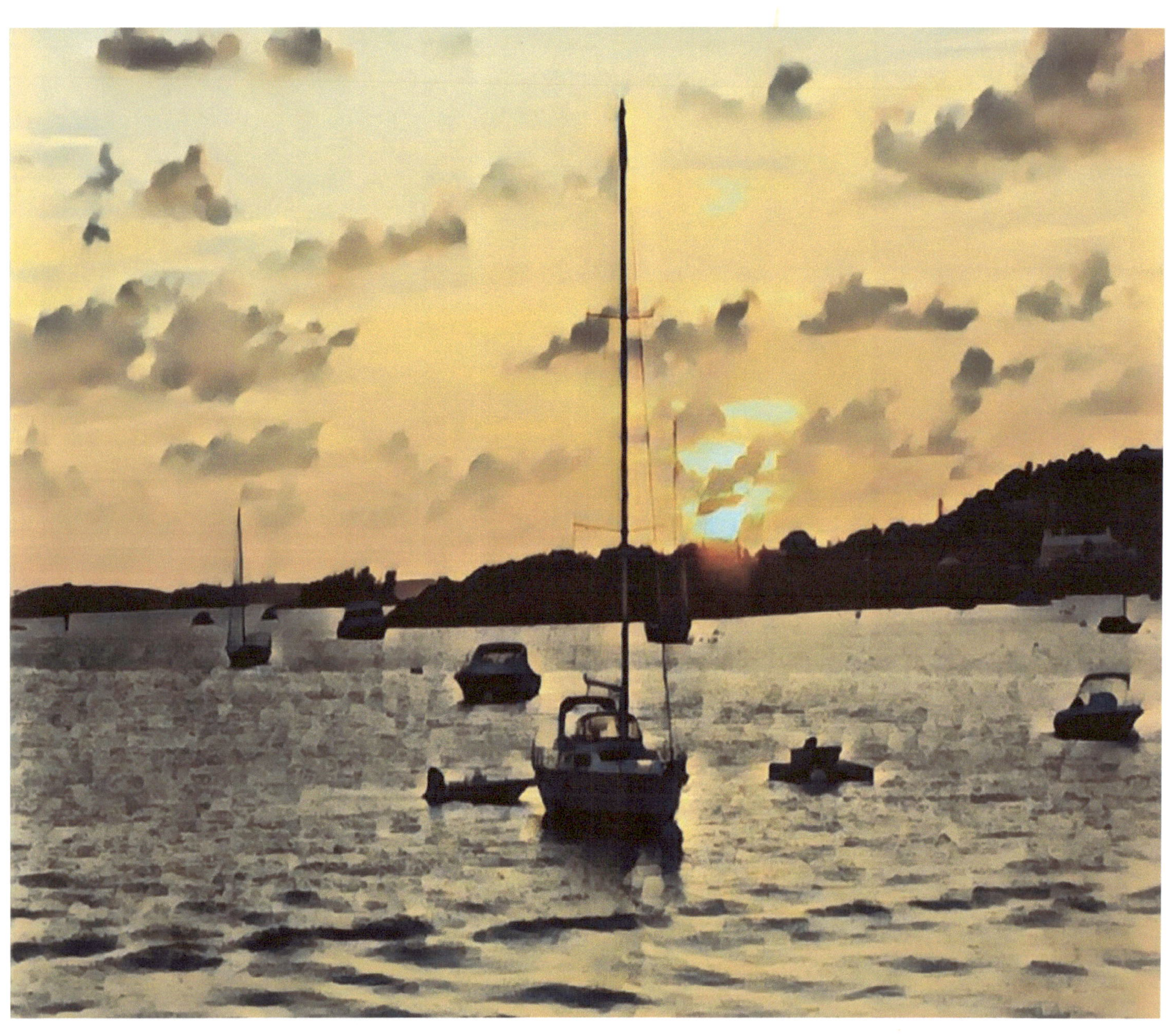

AM I HOPEFUL

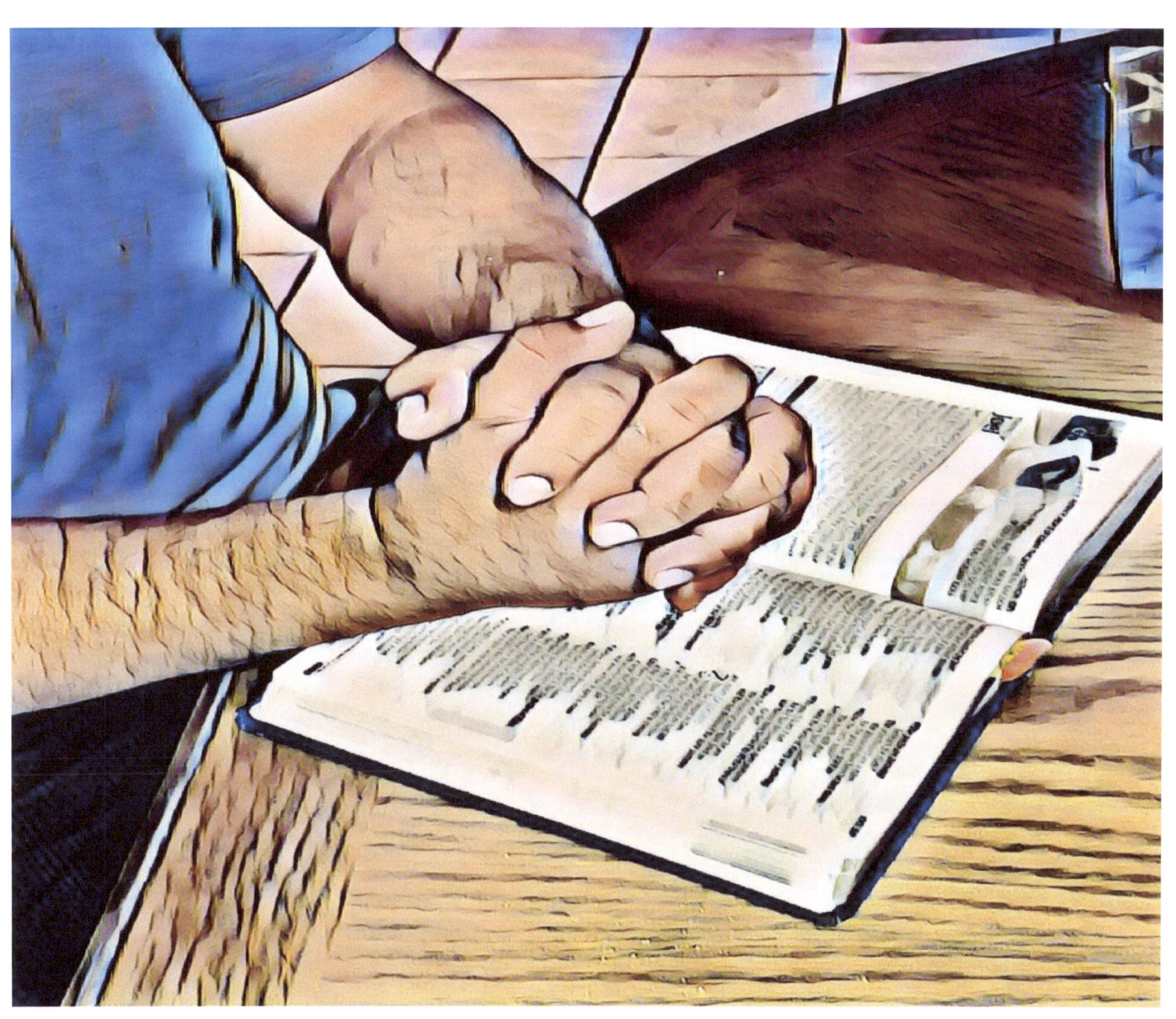

AM I FREE

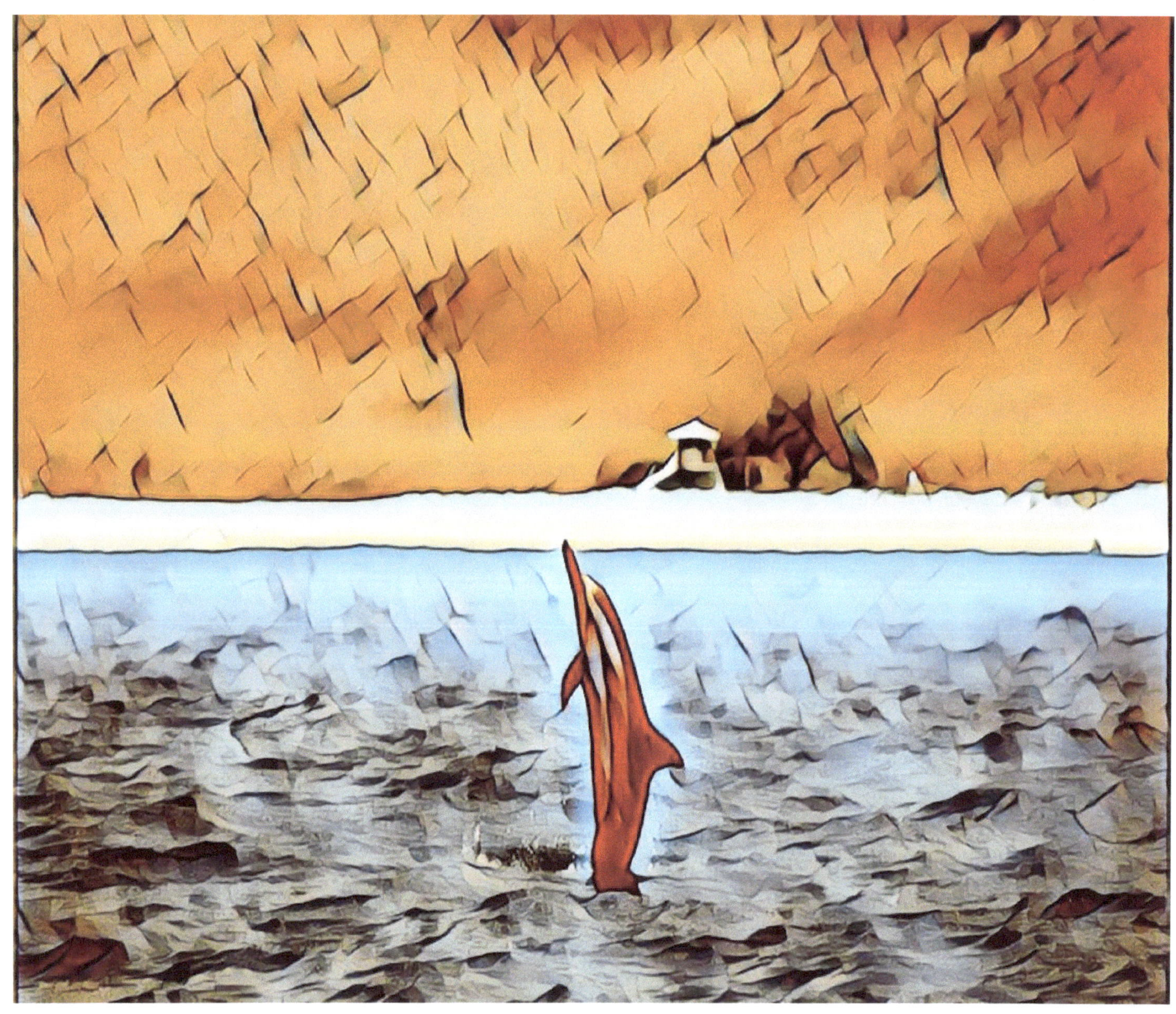

AM I FUN

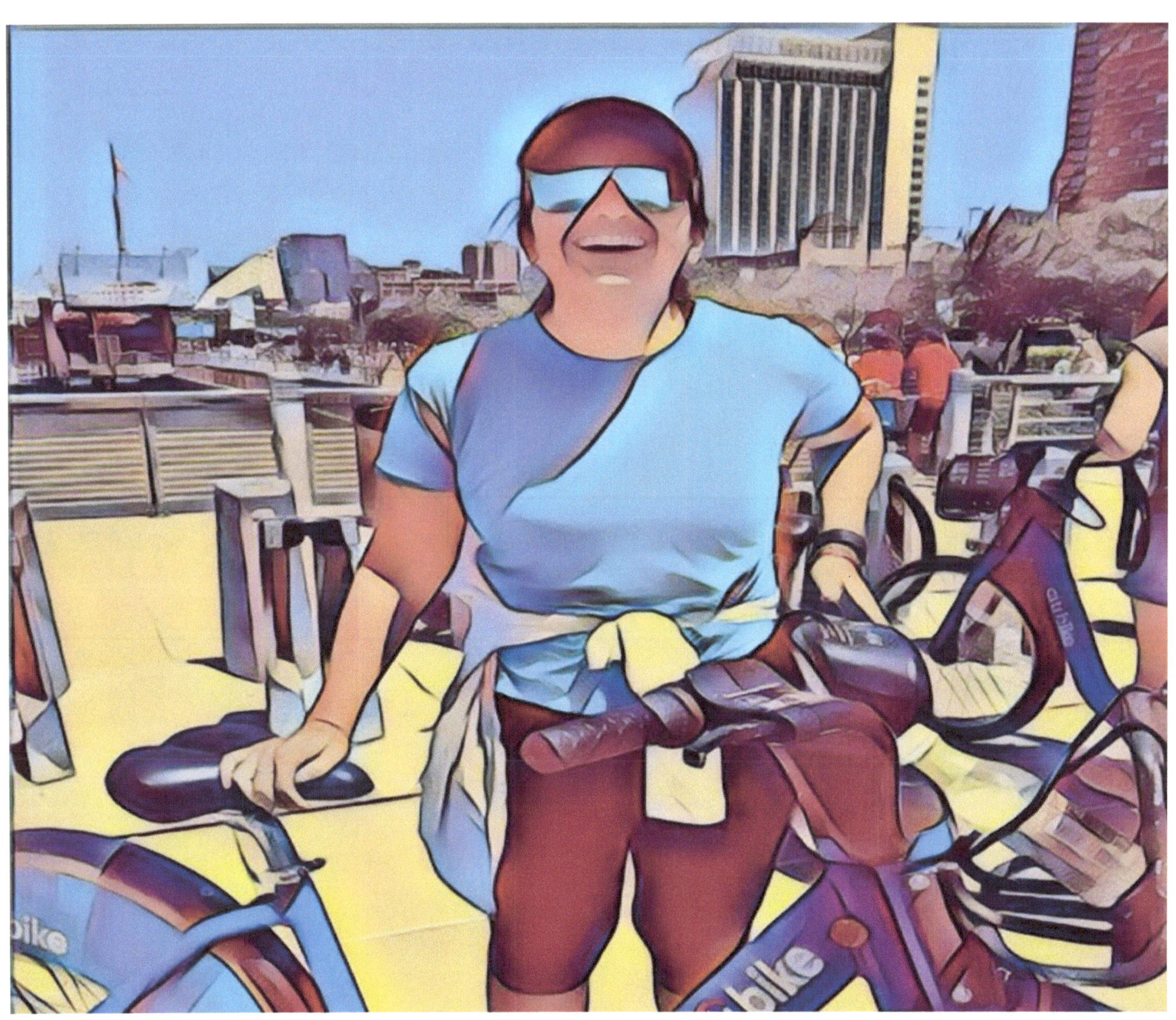

AM I CARING

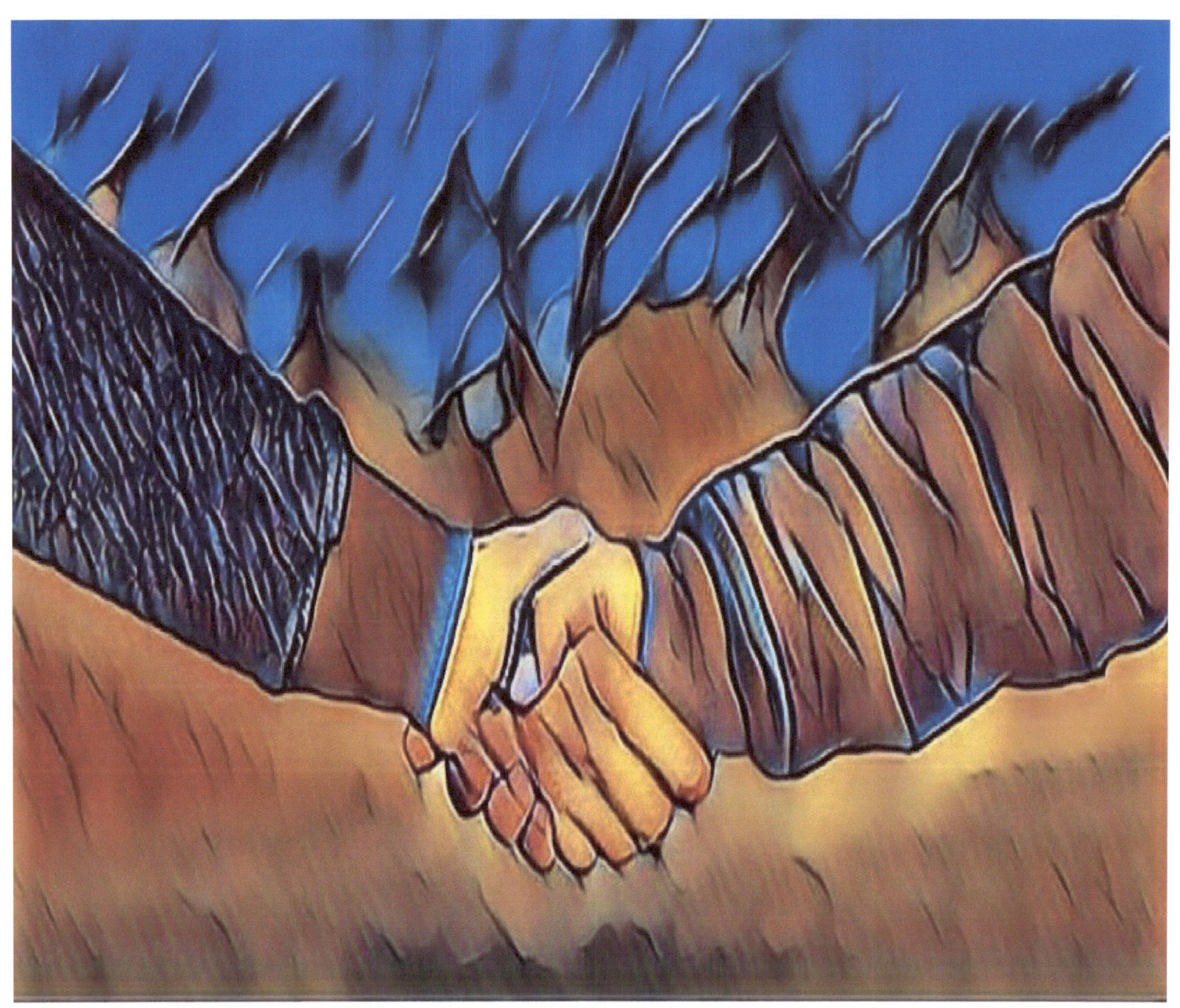

AM I SAFE

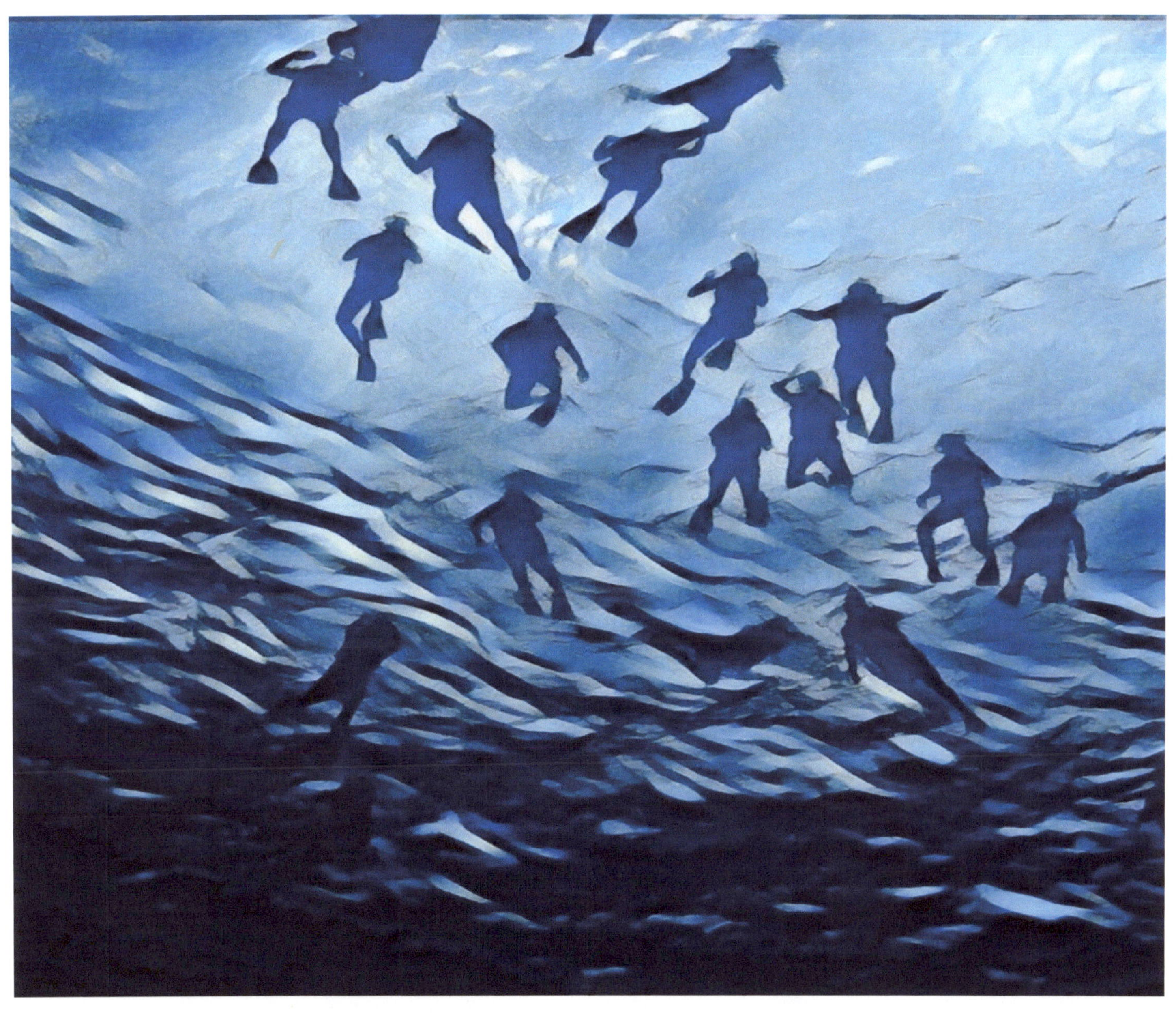

AM I RECEPTIVE

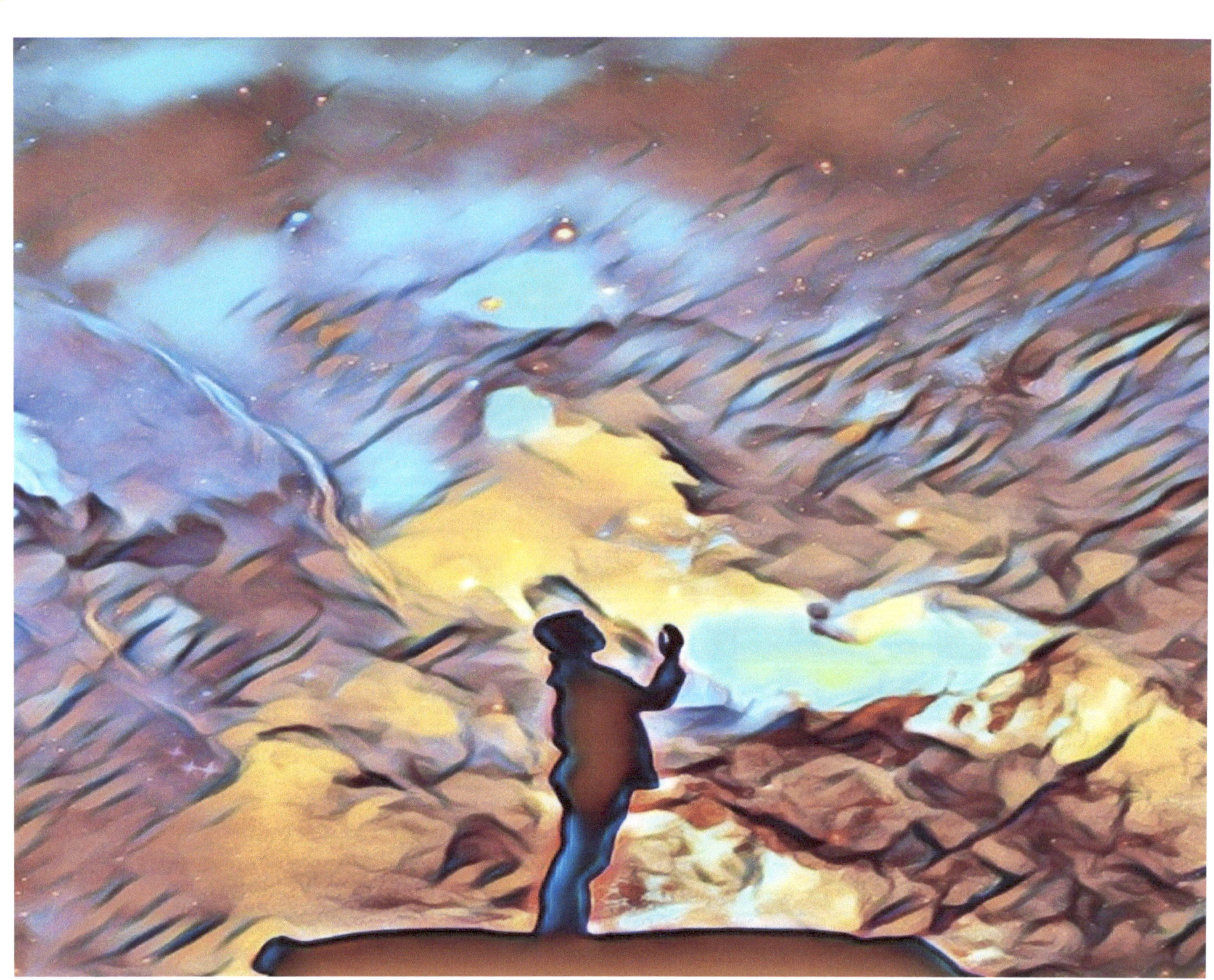

AM I FORGIVING

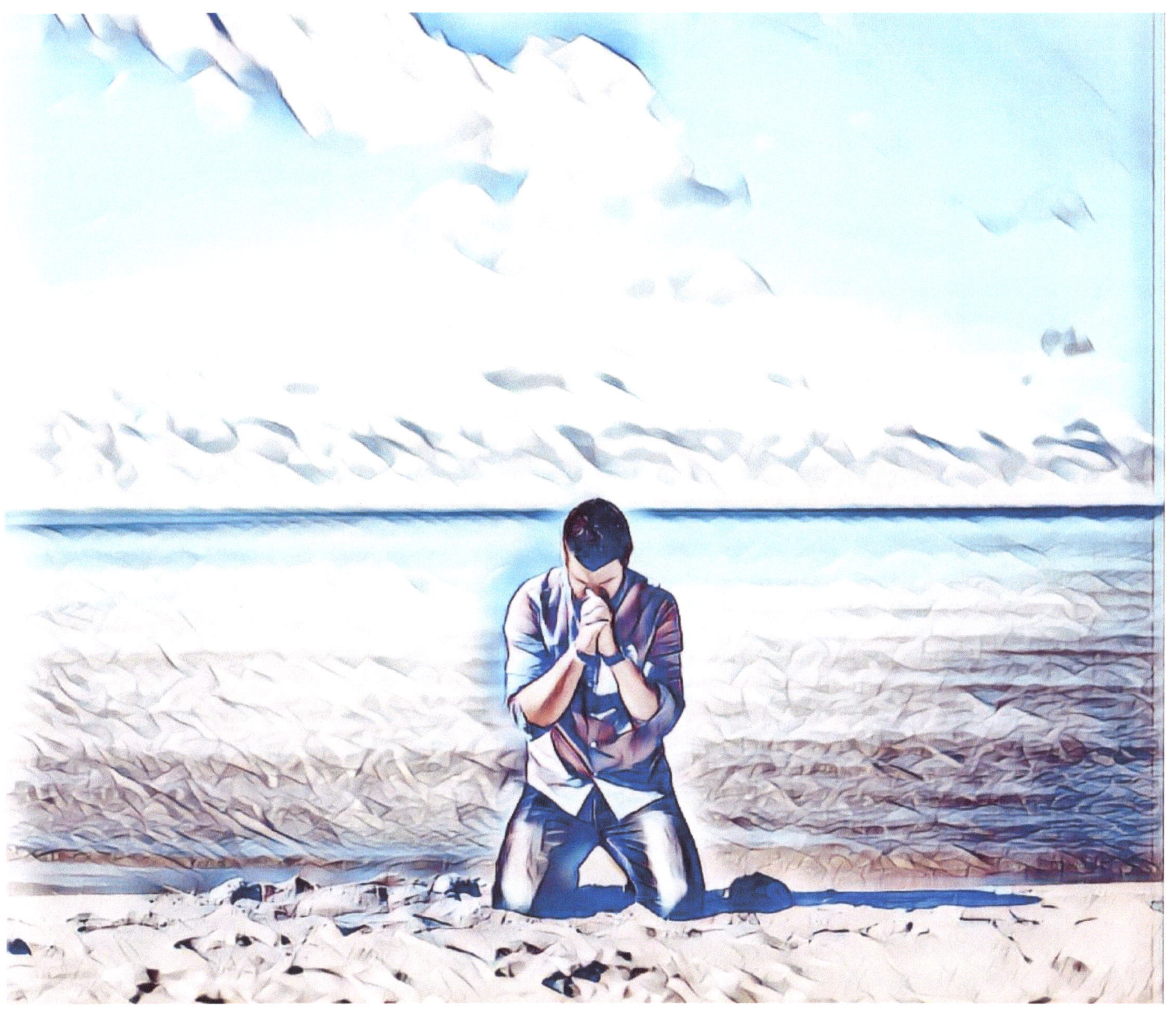

I AM

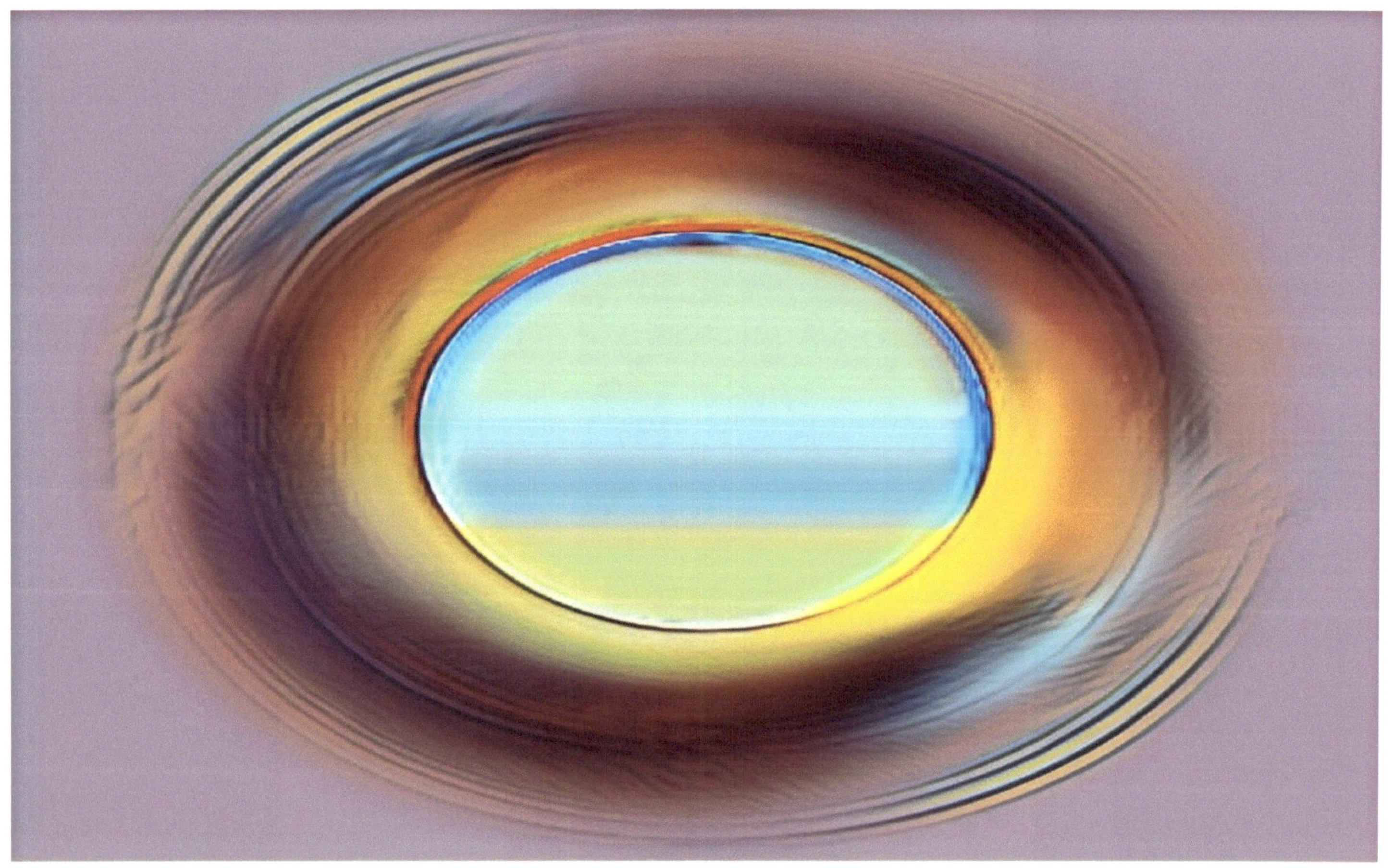